培哚普利降压家族产品
文献荟萃

LITERATURE
COMPILATION
of Perindopril Family

主编　王继光

北京大学医学出版社

PEIDUOPULI JIANGYA JIAZU CHANPIN WENXIAN HUICUI

图书在版编目（CIP）数据

培哚普利降压家族产品文献荟萃 / 王继光主编 . —
北京：北京大学医学出版社，2019.5
　ISBN 978-7-5659-1986-2

　Ⅰ . ①培… 　Ⅱ . ①王… 　Ⅲ . ①高血压 – 诊疗 – 文集
Ⅳ . ① R544.1-53

　中国版本图书馆 CIP 数据核字（2019）第 081953 号

培哚普利降压家族产品文献荟萃

主　　编：王继光
出版发行：北京大学医学出版社（电话：010-82802495）
地　　址：（100191）北京市海淀区学院路 38 号　北京大学医学部院内
电　　话：发行部 010-82802230；图书邮购 010-82802495
网　　址：http://www.pumpress.com.cn
E - m a i l：booksale@bjmu.edu.cn
印　　刷：北京强华印刷厂
经　　销：新华书店
责任编辑：高　瑾　　责任校对：靳新强　　责任印制：李　啸
开　　本：889 mm×1194 mm　1/16　　印张：2　　字数：55 千字
版　　次：2019 年 5 月第 1 版　2019 年 5 月第 1 次印刷
书　　号：ISBN 978-7-5659-1986-2
定　　价：28.00 元

前 言　因为试验所以经典

高血压是最常见的心脑血管疾病，也是脑卒中、心肌梗死、心力衰竭、肾功能不全、眼底出血等严重致死、致残性疾病最重要的危险因素；而降压药物治疗可有效控制血压，显著降低各种心脑血管并发症的风险，因此控制高血压是预防心脑血管疾病发病与死亡的重要手段。

血压因其可测量、可调节但机制复杂等特点，始终是一个活跃的研究领域，长期引领心血管学科的进步与发展。大量创新成果为控制高血压创造了良好的药物治疗条件，有十余种不同作用机制的数十种降压药物可供选择使用。目前主要指南推荐使用的五大类降压药物包括噻嗪类利尿剂、β 受体阻滞剂、血管紧张素转化酶抑制剂（ACEI）、血管紧张素受体拮抗剂、钙通道阻滞剂。在这五大类药物中，肾素 - 血管紧张素系统抑制药物具有重要的、不可替代的作用。尽管距瑞典科学家 Robert Tigerstedt 在 1897 年发现肾素已经过去了一个多世纪，但这一领域仍然创新不辍，认识仍在进一步深入，尤其是最早发现的针对这一系统的心血管治疗药物——血管紧张素转化酶抑制剂，其作用机制更加明确，临床应用更加广泛。

降压药物不仅使用的患者人数巨大，仅在我国就有上亿人，而且用药时间很长，长达数年乃至数十年，因此对其有效性与安全性的要求很高，即便在进入临床应用之后仍需进行大规模的长期临床试验，验证其控制血压、保护靶器官、预防心脑血管并发症的有效性，证实其长期应用的安全性。在目前临床应用的血管紧张素转化酶抑制剂类药物中，培哚普利在多种不同类型的心血管疾病患者中得到了广泛深入的临床试验研究，不管是单药足剂量，还是与利尿剂吲达帕胺、钙通道阻滞剂氨氯地平联合应用，都显著降低心脑血管并发症的发生率与死亡率。尤其值得指出的是，在对培哚普利的所有随机对照临床试验进行荟萃分析时还发现，培哚普利为基础的降压治疗显著降低全因死亡率。

针对培哚普利所开展的一系列临床试验还为新的高血压治疗理念提供了重要的临床试验证据支持。在 2003 年发表的 EUROPA 研究中，入选试验的冠心病患者基线平均血压为 137/82 mmHg，足剂量培哚普利不仅将血压控制在理想水平，而且显著改善了患者预后。该研究为《2017 美国高血压指南》将高血压诊断标准从 140/90 mmHg 改为 130/80 mmHg 提供了弥足珍贵的临床试验证据。

在这些成功演绎经典的临床试验中，我国学者做出了重要贡献。在中国高血压联盟终身名誉主席刘力生教授的领导下，我国多家医院的许多学者参加了 PROGRESS、

ADVANCE、ADVANCE-ON、HYVET 等临床试验。实际上，早在 1989 年，刘力生教授就在国内率先开展了脑卒中后降压治疗临床试验研究（PATS），这一大规模脑卒中二级预防降压治疗临床试验证实，吲达帕胺降压治疗可显著降低脑卒中再发风险，获益幅度高达 27%。

此次将针对培哚普利降压药物家族所开展的部分临床试验的内容和结果集结出版，希望能够通过介绍这些试验传递长效、联合、足量降压药物治疗的先进理念。由于篇幅限制，解读可能简单，不够全面，希望大家谅解。同时，也期待培哚普利降压药物家族能够再接再厉，不断开拓创新，特别是能够在我国高血压人群中开展更多临床试验研究，为高血压防治事业，书写中国篇章，贡献中国智慧。

上海交通大学医学院附属瑞金医院、瑞金北院
上海市高血压研究所

2018 年 12 月

目 录

Contents

培哚普利降低稳定性冠心病患者心血管事件发生率的随机、双盲、安慰剂、多中心对照研究（12 218 例稳定性冠心病患者）——EUROPA

研究目的

评估 ACEI 类药物——培哚普利能否降低稳定性冠心病且无明显心力衰竭的低危患者的心血管事件风险。

研究终点

主要终点：心血管死亡、心肌梗死或心搏骤停的复合事件。
次要终点：总体死亡、非致死性心肌梗死、不稳定型心绞痛住院、心搏骤停后复苏。

研究方法

- 多中心、随机、双盲、安慰剂对照研究。
- 12 218 例无明显心力衰竭的稳定性冠心病患者。
- 平均随访 4.2 年。

研究设计

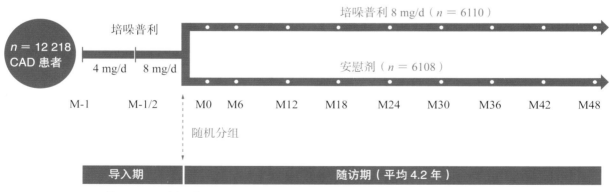

M：月；CAD：冠心病

培哚普利适应证：高血压与充血性心力衰竭

Fox K M. Efficacy of perindopril in reduction of cardiovascular events among patients with stable coronary artery disease: randomised, double-blind, placebo-controlled, multicentre trial (the EUROPA study). Lancet, 2003, 362(9386): 782-788.

研究结果 //

与安慰剂相比，培哚普利显著降低主要终点事件发生风险高达 20%

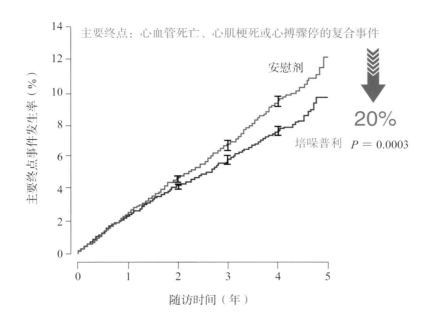

与安慰剂相比，培哚普利降低其他多个终点事件发生风险

	培哚普利 （ n = 6110 ）	安慰剂 （ n = 6108 ）	相对风险降低 （ 95% CI ）	P 值
心血管死亡	215（3.5%）	249（4.1%）	14%（－3～28）	0.107
非致死性 MI	295（4.8%）	378（6.2%）	22%（10～33）	0.001
心搏骤停	6（0.1%）	11（0.2%）	46%（－47～80）	0.220
全因死亡、非致死性 MI、不稳定型 心绞痛、心搏骤停	904（14.8%）	1043（17.1%）	14%（6～21）	0.0009
全因死亡	375（6.1%）	420（6.9%）	11%（－2～23）	0.100

MI：心肌梗死

培哚普利 8 mg/d 显著降低冠心病患者主要心血管事件风险

Fox K M. Efficacy of perindopril in reduction of cardiovascular events among patients with stable coronary artery disease: randomised, double-blind, placebo-controlled, multicentre trial (the EUROPA study). Lancet, 2003, 362(9386): 782-788.

培哚普利和吲达帕胺的固定复方制剂对 2 型糖尿病患者大血管和微血管结局影响的随机对照研究（11 140 例 2 型糖尿病患者）——ADVANCE

研究目的 //

在不考虑初始血压水平或是否应用其他降压药物的前提下，评价血管紧张素转化酶抑制剂与利尿剂的复方制剂对糖尿病患者严重血管事件的影响。

研究终点 //

主要终点： 严重大血管与微血管事件的复合终点。
次要终点： 全因死亡率、心血管死亡、严重冠状动脉事件、所有冠状动脉事件、严重脑血管事件、所有脑血管事件。
严重大血管事件： 心血管死亡，非致死性心肌梗死，非致死性脑卒中。
严重微血管事件： 新发或加重的肾脏病或视网膜病变。

研究方法 //

- 多中心、随机、安慰剂对照研究。
- 11 140 例 2 型糖尿病患者（中国患者 3293 例），平均随访 4.3 年。

研究设计 //

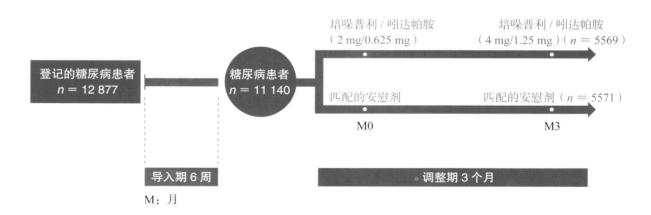

培哚普利 / 吲达帕胺适应证：原发性高血压。适用于单独服用培哚普利不能完全控制血压的患者

ADVANCE Collaborative Group. Effects of a fixed combination of perindopril and indapamide on macrovascular and microvascular outcomes in patients with type 2 diabetes mellitus (the ADVANCE trial): a randomised controlled trial. Lancet, 2007, 370 (9590): 829-840.

研究结果

培哚普利／吲达帕胺显著降低主要复合终点事件 * 风险 9%

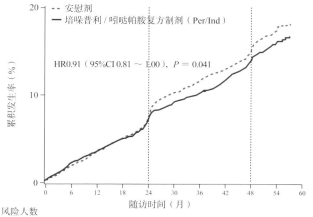

培哚普利／吲达帕胺显著降低全因死亡风险 14%

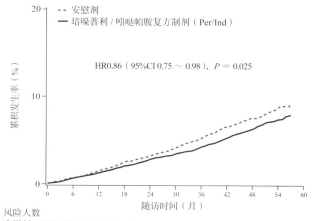

* 主要终点：严重大血管（心血管死亡，非致死性心肌梗死，非致死性脑卒中）与微血管事件（新发或加重的肾脏病或视网膜病变）的复合终点

培哚普利／吲达帕胺显著降低主要复合终点事件和全因死亡风险

	发生事件的患者人数（%）			培哚普利／吲达帕胺复方制剂占优	安慰剂占优	相对危险度降低（95%CI）
	培哚普利／吲达帕胺复方制剂（n = 5569）		安慰剂（n = 5571）			
复合大血管＋微血管事件	861	（15.5%）	938	（16.8%）			9%（0～17）
大血管事件	480	（8.6%）	520	（9.3%）			8%（－4～19）
微血管事件	439	（7.9%）	477	（8.6%）			9%（－4～20）
总死亡	408	（7.3%）	471	（8.5%）			14%（2～25）
心血管死亡	211	（3.8%）	257	（4.6%）			18%（2～32）
非心血管死亡	197	（3.5%）	212	（3.8%）			8%（－12～24）
总冠状动脉事件	468	（8.4%）	535	（9.6%）			14%（2～24）
严重冠状动脉事件	265	（4.8%）	294	（5.3%）			11%（－6～24）
其他冠状动脉事件	283	（5.1%）	324	（5.8%）			14%（－1～27）
总脑血管事件	286	（5.1%）	303	（5.4%）			6%（－10～20）
严重脑血管事件	215	（3.9%）	218	（3.9%）			2%（－18～19）
其他脑血管事件	79	（1.4%）	99	（1.8%）			21%（－6～41）
总肾脏事件	1243	（22.3%）	1500	（26.9%）			21%（15～27）
新发或加重的肾脏病	181	（3.3%）	216	（3.9%）			18%（－1～32）
新出现的微量白蛋白尿	1094	（19.6%）	1317	（23.6%）			21%（14～27）
总眼病事件	2531	（45.4%）	2611	（46.9%）			5%（－1～10）
新发或加重的视网膜病变	289	（5.2%）	286	（5.1%）			－1%（－18～15）
视力恶化	2446	（43.9%）	2514	（45.1%）			5%（－1～10）

0·5   1·0   2·0

风险比

培哚普利／吲达帕胺显著降低各项心肾事件风险

ADVANCE Collaborative Group. Effects of a fixed combination of perindopril and indapamide on macrovascular and microvascular outcomes in patients with type 2 diabetes mellitus (the ADVANCE trial): a randomised controlled trial. Lancet, 2007, 370 (9590): 829-840.

2 型糖尿病患者降压和血糖控制的随访研究
（8494 例 2 型糖尿病患者）——ADVANCE-ON

研究目的 //

探究降压和强化血糖控制能否降低 2 型糖尿病患者的死亡率。

研究终点 //

主要终点： 全因死亡和大血管事件（非致死性心肌梗死、非致死性卒中、心血管死亡）。
次要终点： 心血管死亡、致死性和非致死性心肌梗死、致死性和非致死性卒中、主要临床微
　　　　　　血管事件。

研究方法 //

- 多中心、随机、对照研究。
- ADVANCE 研究存活的 8494 例 2 型糖尿病患者。
- 随访 6 年。

研究设计 //

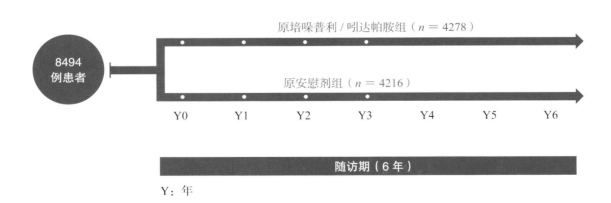

培哚普利 / 吲达帕胺适应证：原发性高血压。本品适用于单独服用培哚普利不能完全控制血压的患者

ADVANCE-ON Collaborative Group. Follow-up of blood-pressure lowering and glucose control in type 2 diabetes. N Engl J Med, 2014, 371(15): 1392-1406.

原培哚普利 / 吲达帕胺复方制剂组在后期随访仍可见全因死亡风险降低

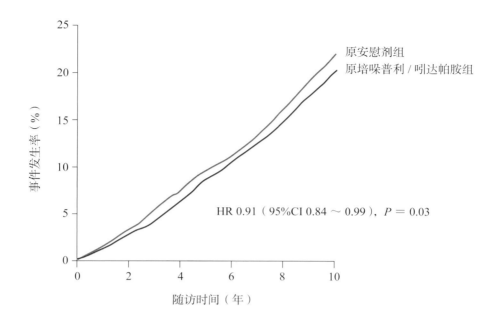

原安慰剂组
原培哚普利 / 吲达帕胺组

HR 0.91（95%CI 0.84 ～ 0.99），$P = 0.03$

原培哚普利 / 吲达帕胺复方制剂组在后期随访仍可见心血管死亡风险降低

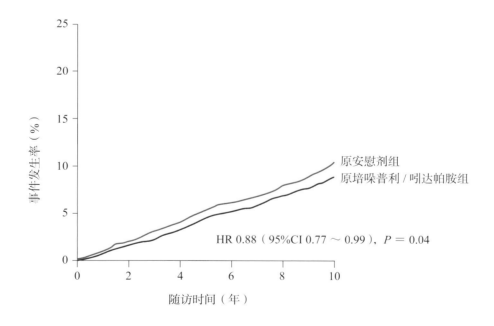

原安慰剂组
原培哚普利 / 吲达帕胺组

HR 0.88（95%CI 0.77 ～ 0.99），$P = 0.04$

培哚普利 / 吲达帕胺可持续降低全因死亡和心血管死亡风险

ADVANCE-ON Collaborative Group. Follow-up of blood-pressure lowering and glucose control in type 2 diabetes. N Engl J Med, 2014, 371(15): 1392-1406.

降压治疗可减少 2 型糖尿病患者的肾脏事件（11 140 例 2 型糖尿病患者）——ADVANCE- 肾脏终点亚组分析

研究目的 ///

探究低于目标值（糖尿病患者为 130/80 mmHg，肾脏病患者为 125/75 mmHg）的降压治疗对 2 型糖尿病患者肾脏结局的影响。

研究终点 ///

主要终点： 复合肾脏事件——新发微量白蛋白尿［尿微量白蛋白与肌酐比值（UACR）30 ～ 300 μg/mg］、新发肾脏病（UACR ＞ 300 μg/mg 的新发大量白蛋白尿，需经双份样本核实）、血清肌酐加倍 ＞ 200 μmol/L 或终末期肾脏病（需要进行肾脏替代治疗或因肾脏病导致的死亡）。

研究方法 ///

- 多中心、随机、对照研究。
- 11 140 例 2 型糖尿病患者。
- 平均随访 4.3 年。

研究设计 ///

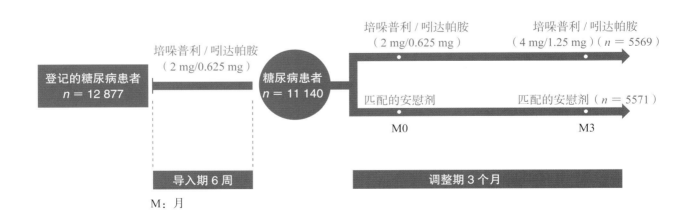

培哚普利 / 吲达帕胺适应证：原发性高血压。适用于单独服用培哚普利不能完全控制血压的患者

Lowering Blood Pressure Reduces Renal Events in Type 2 Diabetes. Journal of the American Society of Nephrology: JASN, 2009, 20(4): 883.

培哚普利／吲达帕胺显著降低各项肾脏终点事件

终点		事件数／患者（事件发生率%）		HR	P值
		培哚普利／吲达帕胺	安慰剂		
肾脏病进展	所有肾脏事件	1243/5569（22.3）	1500/5571（26.9）	0.79	＜0.0001
	白蛋白尿进展≥1个分期者	1179/5436（21.7）	1442/5412（26.6）	0.78	＜0.0001
	新发微量白蛋白尿	1094/3995（27.4）	1317/3991（33.0）	0.79	＜0.0001
	新发大量白蛋白尿	114/5436（2.1）	163/5412（3.0）	0.69	0.0027
肾脏病延缓	白蛋白尿缓解≥1个分期者	908/1638（55.4）	816/1625（50.2）	1.16	0.0017
	白蛋白尿缓解至正常水平	848/1638（51.8）	745/1625（45.8）	1.15	0.0059

培哚普利／吲达帕胺显著延缓肾脏病进展

Lowering Blood Pressure Reduces Renal Events in Type 2 Diabetes. Journal of the American Society of Nephrology: JASN, 2009, 20(4): 883.

既往卒中或短暂性脑缺血发作患者应用基于培哚普利降压方案的随机研究（6105 例既往卒中或短暂性脑缺血发作患者）——PROGRESS

研究目的 ///

旨在评价降压治疗对有既往卒中或短暂性脑缺血发作史的高血压和非高血压患者的疗效。

研究终点 ///

主要终点：致死性或非致死性卒中。

次要终点：致死性或致残性卒中、主要血管事件、总体死亡和特定原因的死亡、住院、痴呆和认知障碍。

研究方法 ///

- 多中心、随机、安慰剂对照研究。
- 6105 例既往卒中或短暂性脑缺血发作患者（中国患者 1520 例），平均随访 4 年。

研究设计 ///

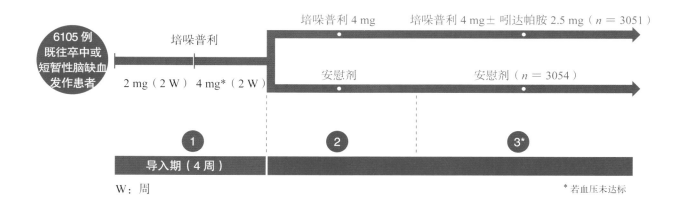

培哚普利适应证：高血压与充血性心力衰竭
培哚普利 / 吲达帕胺适应证：原发性高血压。适用于单独服用培哚普利不能完全控制血压的患者

PROGRESS Collaborative Group. Randomised trial of a perindopril-based blood-pressure-lowering regimen among 6,105 individuals with previous stroke or transient ischaemic attack. Lancet, 2001, 358(9287): 1033-1041.

研究结果 ///

培哚普利 ± 吲达帕胺显著降低卒中风险 28%

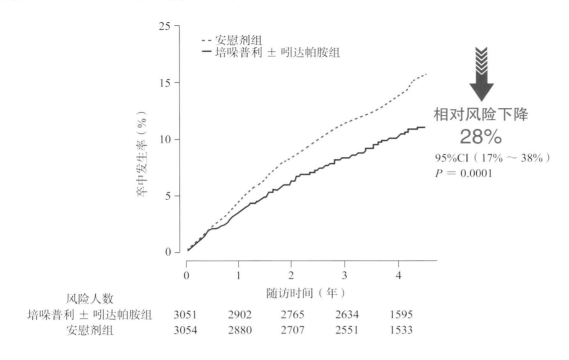

风险人数

培哚普利 ± 吲达帕胺组	3051	2902	2765	2634	1595
安慰剂组	3054	2880	2707	2551	1533

培哚普利 ± 吲达帕胺显著降低卒中复发风险

培哚普利 ± 吲达帕胺可降低不同亚型卒中风险

卒中亚型	事件数量 活性药物组 (n = 3051)	安慰剂组 (n = 3054)	有利于活性药物组	有利于安慰剂组	相对风险降低	(95%CI)
致死或致残卒中	123	181			33%	(15 ~ 46)
非致死或致残卒中	201	262			24%	(9 ~ 37)
缺血性卒中	246	319			24%	(10 ~ 35)
脑出血	37	74			50%	(26 ~ 67)
未知类型卒中	42	51			18%	(−24 ~ 45)
总卒中	307	420			28%	(17 ~ 38)

培哚普利 ± 吲达帕胺可降低主要血管事件风险

主要血管事件	事件数量 活性药物组 (n = 3051)	安慰剂组 (n = 3054)	有利于活性药物组	有利于安慰剂组	相对风险降低	(95%CI)
血管性死亡	181	198			9%	(−12 ~ 25)
非致死性心肌梗死	60	96			38%	(14 ~ 15)
非致死性卒中	275	380			29%	(17 ~ 39)
总事件	458	604			26%	(16 ~ 34)

培哚普利 ± 吲达帕胺显著降低不同亚型卒中和主要血管事件风险

PROGRESS Collaborative Group. Randomised trial of a perindopril-based blood-pressure-lowering regimen among 6,105 individuals with previous stroke or transient ischaemic attack. Lancet, 2001, 358(9287): 1033-1041.

以培哚普利为基础的降压治疗方案对慢性肾脏病（CKD）患者心血管事件的影响：数据来源于 PROGRESS 研究（6071 例基线评估肾功能的患者）——PROGRESS-CKD 亚组分析

研究目的 ///

探讨脑血管疾病伴 CKD 与心血管事件的关系并评估以培哚普利为基础的降压治疗对脑血管疾病伴 CKD 患者心血管事件的影响。

研究终点 ///

主要终点： 非致死性卒中、非致死性心肌梗死和心血管死亡的复合事件。
次要终点： 卒中、非致死性心肌梗死、冠心病引起的死亡、全因死亡。

研究方法 ///

- 多中心、随机、安慰剂对照研究。
- PROGRESS 研究中 6071 例基线评估肾功能的患者。
- 平均随访 4 年。

研究设计 ///

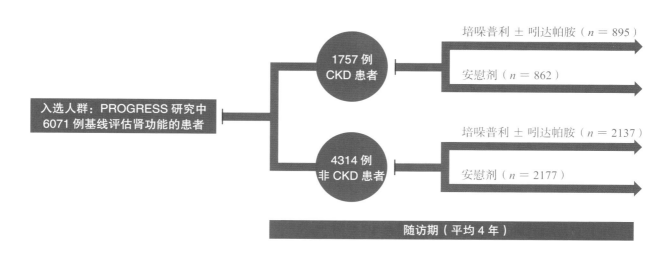

培哚普利 / 吲达帕胺适应证：原发性高血压。适用于单独服用培哚普利不能完全控制血压的患者

Chronic kidney disease, cardiovascular events, and the effects of perindopril-based blood pressure lowering: data from the PROGRESS study. Journal of the American Society of Nephrology, 2007, 18(10): 2766-2772.

研究结果

培哚普利 ± 吲达帕胺显著降低 CKD 患者主要血管事件风险 30%

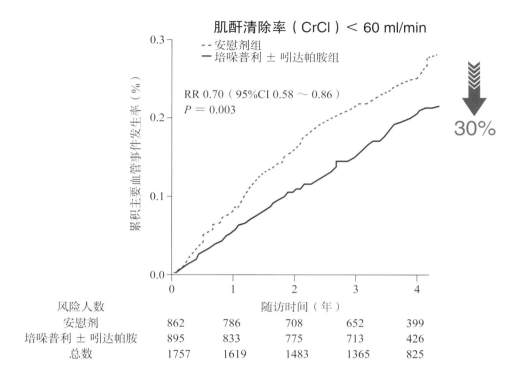

肌酐清除率（CrCl）< 60 ml/min

- - 安慰剂组
— 培哚普利 ± 吲达帕胺组

RR 0.70（95%CI 0.58 ~ 0.86）
$P = 0.003$

30%

（纵轴：累积主要血管事件发生率（%）；横轴：随访时间（年））

风险人数					
安慰剂	862	786	708	652	399
培哚普利 ± 吲达帕胺	895	833	775	713	426
总数	1757	1619	1483	1365	825

每使用培哚普利治疗 11 例有脑血管病史的 CKD 患者 5 年，可以预防 1 例卒中或其他血管事件

参数	每 100 例患者的年患病率	相对风险降低（95%CI）	5 年绝对风险降低（95%CI）	5 年需要治疗的人数
主要血管事件				
CrCl < 60 ml/min	6.5	30（14 ~ 42）	8.8（4.2 ~ 12.5）	11
CrCl ≥ 60 ml/min	4.1	26（14 ~ 37）	5.3（2.8 ~ 7.4）	19
卒中				
CrCl < 60 ml/min	4.2	35（17 ~ 50）	7.1（3.5 ~ 9.9）	14
CrCl ≥ 60 ml/min	2.8	27（12 ~ 39）	4.1（1.8 ~ 6.0）	25

培哚普利 ± 吲达帕胺显著降低 CKD 患者心脑血管事件风险

Chronic kidney disease, cardiovascular events, and the effects of perindopril-based blood pressure lowering: data from the PROGRESS study. Journal of the American Society of Nephrology, 2007, 18(10): 2766-2772.

降压治疗对卒中患者脑白质高信号的影响——PROGRESS 磁共振成像亚组研究

研究目的 //

探究降压治疗能否阻止脑白质损害进展。

研究终点 //

主要终点： 新发脑白质高信号、脑白质高信号体积。

研究方法 //

- 随机、安慰剂对照研究。
- 192 例在基线和 3 年后进行磁共振成像（MRI）的脑血管疾病患者。
- 平均随访 3 年。

研究设计 //

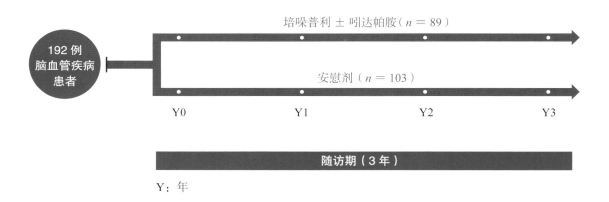

培哚普利 / 吲达帕胺适应证：原发性高血压。适用于单独服用培哚普利不能完全控制血压的患者

PROGRESS MRI Substudy Investigators. Effects of blood pressure lowering on cerebral white matter hyperintensities in patients with stroke: the PROGRESS (Perindopril Protection Against Recurrent Stroke Study) Magnetic Resonance Imaging Substudy. Circulation, 2005, 112(11): 1644-1650.

培哚普利 ± 吲达帕胺显著降低脑白质高信号体积，延缓脑白质损害进展

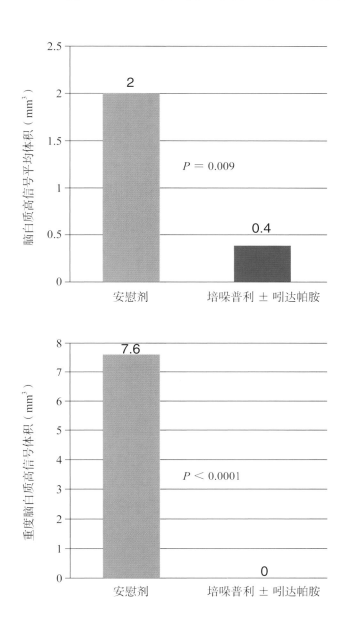

PROGRESS MRI Substudy Investigators. Effects of blood pressure lowering on cerebral white matter hyperintensities in patients with stroke: the PROGRESS (Perindopril Protection Against Recurrent Stroke Study) Magnetic Resonance Imaging Substudy. Circulation, 2005, 112(11): 1644-1650.

盎格鲁-斯堪的纳维亚心脏终点事件试验降压治疗分支（19 257 例高血压患者）——ASCOT

研究目的 //

比较阿替洛尔 ± 利尿剂与氨氯地平 ± 培哚普利对非致死性心肌梗死和致死性冠心病患者的影响。

研究终点 //

主要终点：非致死性心肌梗死（包括无症状心肌梗死）和致死性冠心病的复合终点。

次要终点：全因死亡、卒中、主要终点除去无症状心肌梗死、冠状动脉事件、心血管事件和手术、心血管死亡、心力衰竭。

研究方法 //

- 多中心、前瞻性、随机、对照研究。
- 19 257 例至少合并 3 项心血管危险因素的高血压患者。
- 平均随访 5.5 年。

研究设计 //

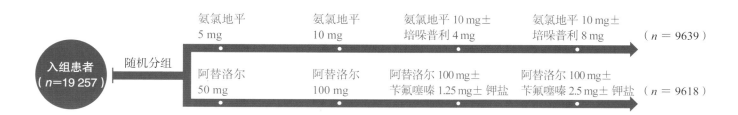

培哚普利适应证：高血压与充血性心力衰竭

ASCOT Investigators. Prevention of cardiovascular events with an antihypertensive regimen of amlodipine adding perindopril as required versus atenolol adding bendroflumethiazide as required, in the Anglo-Scandinavian Cardiac Outcomes Trial-Blood Pressure Lowering Arm (ASCOT-BPLA): a multicentre randomised controlled trial. Lancet, 2005, 366(9489): 895-906.

研究结果 ///

随访 5.5 年后，由于氨氯地平 ± 培哚普利组显著降低全因死亡风险，导致试验提前终止——显著降低 24% 的心血管死亡发生率，对所有硬终点事件均有改善。

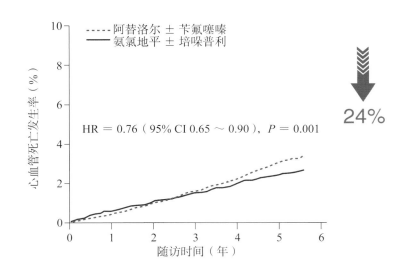

	氨氯地平 ± 培哚普利 （n = 9639）		阿替洛尔 ± 噻嗪类 （n = 9618）		未校正 HR（95% CI）		
	事件数 （%）	每 1000 人 发生率（%）	事件数 （%）	每 1000 人 发生率（%）			P
主要终点							
非致死性心肌梗死（包括无症 状心肌梗死）和致死性冠心病	429（5%）	8.2	474（5%）	9.1	0.90（0.79～1.02）		0.1052
次要终点							
非致死性心肌梗死（排除无症 状心肌梗死）和致死性冠心病	390（4%）	7.4	444（5%）	8.5	0.87（0.76～1.00）		0.0458
总冠状动脉事件终点	753（8%）	14.6	852（9%）	16.8	0.87（0.79～0.96）		0.0070
总心血管事件及相关治疗	1362（14%）	27.4	1602（17%）	32.8	0.84（0.78～0.90）		< 0.0001
全因死亡	738(8%)	13.9	820（9%）	15.5	0.89（0.81～0.99）		0.0247
心血管死亡	263(3%)	4.9	342（4%）	6.5	0.76（0.65～0.90）		0.0010
致死和非致死性卒中	327(3%)	6.2	422（4%）	8.1	0.77（0.66～0.89）		0.0003
致死和非致死性心力衰竭	134(1%)	2.5	159（2%）	3.0	0.84（0.66～1.05）		0.1257

0.50   0.70   1.00   1.45   2.00
氨氯地平 ± 培哚普利更优   阿替洛尔 ± 噻嗪类更优

氨氯地平 ± 培哚普利显著降低全因死亡和心血管事件风险

ASCOT Investigators. Prevention of cardiovascular events with an antihypertensive regimen of amlodipine adding perindopril as required versus atenolol adding bendroflumethiazide as required, in the Anglo-Scandinavian Cardiac Outcomes Trial-Blood Pressure Lowering Arm (ASCOT-BPLA): a multicentre randomised controlled trial. Lancet, 2005, 366(9489): 895-906.

80 岁及以上高血压患者的治疗（3845 例收缩压持续升高的老年高血压患者）——HYVET

研究目的 //

解决对于 ≥ 80 岁的高血压患者降压治疗获益和风险不确定这一临床上长期存在的问题。

研究终点 //

主要终点：致死性或非致死性卒中（不包括短暂性脑缺血发作）。
次要终点：全因死亡、心血管死亡、心源性死亡、卒中死亡。

研究方法 //

- 多中心、随机、安慰剂对照研究。
- 3845 例收缩压持续升高的老年高血压患者（中国患者 1526 例）。
- 平均随访 1.8 年。

研究设计 //

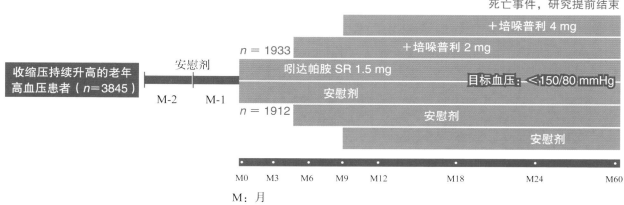

因治疗组显著降低卒中及
死亡事件，研究提前结束

+培哚普利 4 mg

+培哚普利 2 mg

n = 1933

吲达帕胺 SR 1.5 mg

目标血压：<150/80 mmHg

安慰剂

收缩压持续升高的老年
高血压患者（*n*=3845）

安慰剂

n = 1912

安慰剂

M-2 M-1

安慰剂

M0 M3 M6 M9 M12 M18 M24 M60

M：月

培哚普利适应证：高血压与充血性心力衰竭
吲达帕胺适应证：原发性高血压

HYVET Study Group. Treatment of hypertension in patients 80 years of age or older. N Engl J Med, 2008, 358(18): 1887-1898.

研究结果 //

吲达帕胺 ± 培哚普利显著降低全因死亡风险 21%

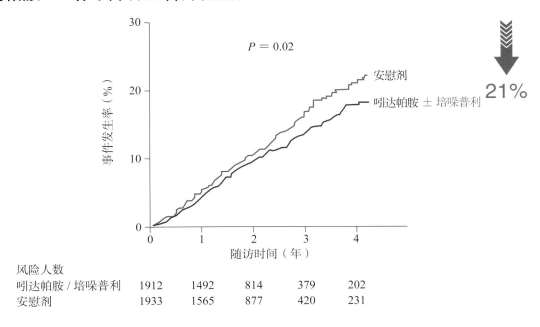

风险人数					
吲达帕胺 / 培哚普利	1912	1492	814	379	202
安慰剂	1933	1565	877	420	231

吲达帕胺 ± 培哚普利显著降低心力衰竭风险 64%

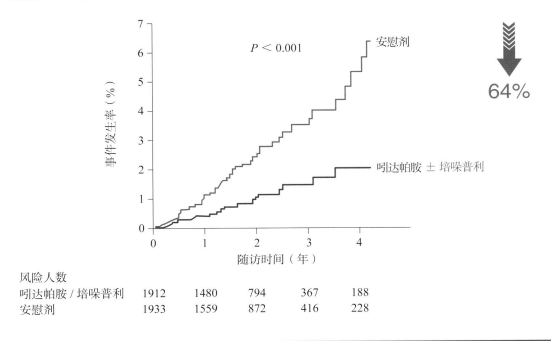

风险人数					
吲达帕胺 / 培哚普利	1912	1480	794	367	188
安慰剂	1933	1559	872	416	228

吲达帕胺 ± 培哚普利显著降低高血压患者全因死亡和心力衰竭风险

HYVET Study Group. Treatment of hypertension in patients 80 years of age or older. N Engl J Med, 2008, 358(18): 1887-1898.

老老年高血压患者降压治疗短期和长期获益：
HYVET 研究患者接受积极治疗后的延期观察结果——HYVET EXTENSION

研究目的 //

老老年高血压患者能否从降压治疗早期获益。

研究终点 //

主要终点： 所有卒中。
次要终点： 全因死亡、心血管死亡、脑卒中死亡、心脏病死亡。

研究方法 //

- 开放性积极治疗长期随访研究。
- 1712 例 HYVET 研究的患者（中国患者 1144 例）。
- 随访 1 年。

研究设计 //

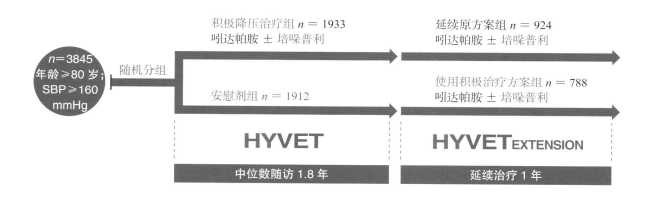

培哚普利适应证：高血压与充血性心力衰竭。　　吲达帕胺适应证：原发性高血压
培哚普利 / 吲达帕胺适应证：原发性高血压。适用于单独服用培哚普利不能完全控制血压的患者

Beckett N, Peters R, Tuomilehto J. Immediate and late benefits of treating very elderly people with hypertension: results from active treatment extension to Hypertension in the Very Elderly randomised controlled trial. BMJ, 2011, 344: d7541.

原积极治疗组 *vs.* 原安慰剂组

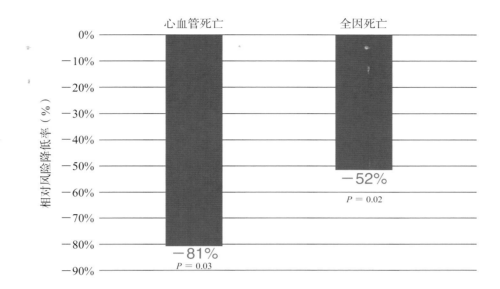

原吲达帕胺 ± 培哚普利组进一步降低心血管死亡和全因死亡风险，获益与治疗时间呈正比

Beckett N, Peters R, Tuomilehto J. Immediate and late benefits of treating very elderly people with hypertension: results from active treatment extension to Hypertension in the Very Elderly randomised controlled trial. BMJ, 2011, 344: d7541.

血管紧张素转化酶抑制剂培哚普利对左心室重构和临床结局的影响：培哚普利治疗老年急性心肌梗死患者对心脏重构影响的随机研究（1252例老年急性心肌梗死后患者）——PREAMI

研究目的 //

探究培哚普利 8 mg/d 是否可逆转老年心肌梗死后患者左心室重构及降低死亡或住院风险。

研究终点 //

主要终点： 死亡、因心力衰竭住院、左心室重构的复合终点。
次要终点： 心血管死亡、再梗死或心绞痛住院、血运重建。

研究方法 //

- 多中心、双盲、随机、平行组、安慰剂对照研究。
- 1252 例 65 岁及以上，LVEF ≥ 40% 且近期发生心肌梗死的患者。
- 平均随访 12 个月。

研究设计 //

试验设计：5 个国家，109 个中心，1252 名患者随机分组

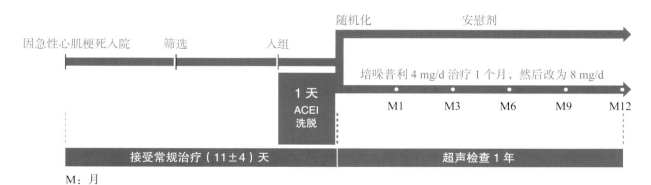

M：月

培哚普利适应证：高血压与充血性心力衰竭

Perindopril and Remodeling in Elderly with Acute Myocardial Infarction Investigators. Effects of angiotensin-converting enzyme inhibition with perindopril on left ventricular remodeling and clinical outcome: results of the randomized Perindopril and Remodeling in Elderly with Acute Myocardial Infarction (PREAMI) Study. Arch Intern Med, 2006, 166(6): 659-666.

	绝对风险降低 （95% CI）	P 值	培哚普利 更优	安慰剂 更优
主要终点 *	22（16～28）	< 0.001		
死亡	0（−2～2）	0.90		
因心力衰竭住院	1（−1～2）	0.24		
左心室重构≥ 8%	23（17～30）	< 0.001		

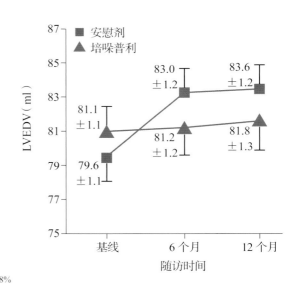

0.0　　　　1.0　　　　2.0

预计相对风险

* 主要终点：死亡、因心力衰竭住院、左心室重构复合终点

培哚普利 8 mg/d 显著降低主要终点事件风险

培哚普利 8 mg/d 显著降低
左心室重构相对风险 46%

P < 0.001

左心室重构的发生率（%）

27.7　　46%　　51.2

培哚普利
（n = 455）　　安慰剂
（n = 441）

LVEDV：左心室舒张末期容积　　左心室重构：定义为 LVEDV 增加 8%

培哚普利 8 mg/d 显著降低
左心室舒张末期容积

■ 安慰剂　　▲ 培哚普利

LVEDV（ml）

83.0 ±1.2　　83.6 ±1.2

81.1 ±1.1

81.2 ±1.2　　81.8 ±1.3

79.6 ±1.1

基线　　6 个月　　12 个月

随访时间

培哚普利 8 mg/d 显著降低冠心病患者主要心血管事件风险

Perindopril and Remodeling in Elderly with Acute Myocardial Infarction Investigators. Effects of angiotensin-converting enzyme inhibition with perindopril on left ventricular remodeling and clinical outcome: results of the randomized Perindopril and Remodeling in Elderly with Acute Myocardial Infarction (PREAMI) Study. Arch Intern Med, 2006, 166(6): 659-666.

卒中后降压治疗研究：初步结果（5665 例有短暂性脑缺血发作、小卒中或非严重致残大卒中病史的患者）——PATS

研究目的 //

评价降压治疗是否能降低有卒中或短暂性脑缺血发作史患者致死性和非致死性卒中发生风险。

研究终点 //

主要终点：致死性或非致死性卒中。
次要终点：心脏性猝死、心肌梗死、视网膜出血或有渗出液、眼底水肿、充血性心力衰竭。

研究方法 //

- 随机、双盲、安慰剂对照研究。
- 5665 例有短暂性脑缺血发作、卒中病史的中国患者。
- 平均随访 2 年。

研究设计 //

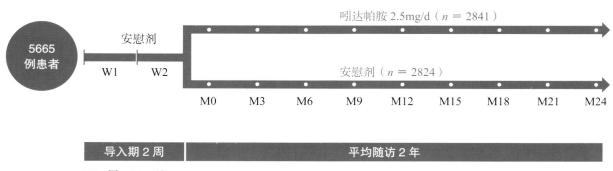

吲达帕胺适应证：原发性高血压

Group P C. Post-stroke antihypertensive treatment study. A preliminary result.Chinese Medical Journal, 1995, 108(9): 72-79.

研究结果 //

吲达帕胺显著降低致死性和非致死性卒中首次复发风险

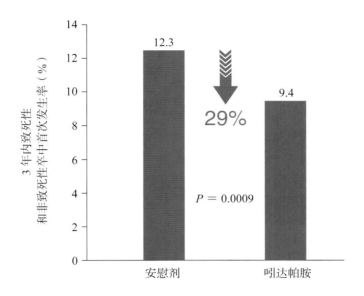

卒中复发风险下降来自血压下降 *

随访时间	吲达帕胺	安慰剂	差异
收缩压（mmHg）			
基线	154.0	153.5	＋0.5
1 年	144.5	149.6	－5.1
2 年	142.4	147.4	－5.0
3 年	142.6	148.8	－6.2
舒张压（mmHg）			
基线	93.0	92.6	＋0.4
1 年	87.4	89.5	－2.1
2 年	85.6	88.2	－2.6
3 年	85.7	88.6	－2.9

* 吲达帕胺 2.5 mg/d 使血压下降 5/2 mmHg，从而带来卒中风险降低 29%

吲达帕胺显著降低卒中首次复发风险，获益主要来源于血压下降

Group P C. Post-stroke antihypertensive treatment study. A preliminary result. Chinese Medical Journal, 1995, 108(9): 72-79.

新近 8 篇大型荟萃分析一致显示：ACEI 显著降低全因死亡风险

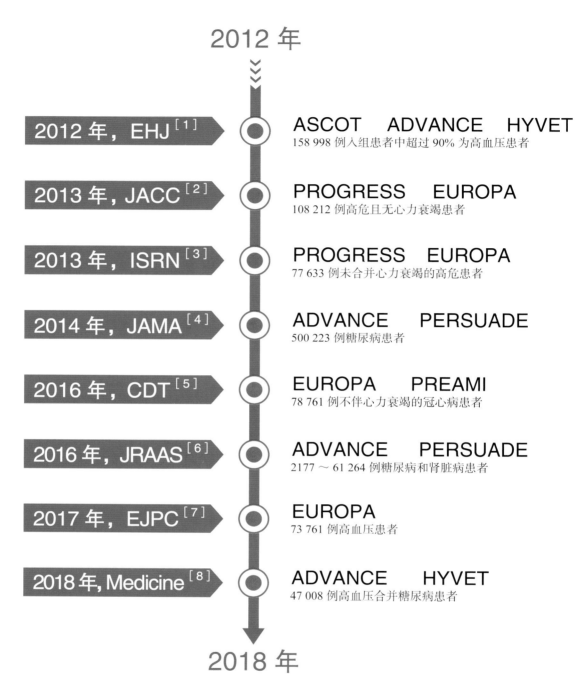

2012 年

2012 年，EHJ [1] ➤ ○ **ASCOT ADVANCE HYVET**
158 998 例入组患者中超过 90% 为高血压患者

2013 年，JACC [2] ➤ ○ **PROGRESS EUROPA**
108 212 例高危且无心力衰竭患者

2013 年，ISRN [3] ➤ ○ **PROGRESS EUROPA**
77 633 例未合并心力衰竭的高危患者

2014 年，JAMA [4] ➤ ○ **ADVANCE PERSUADE**
500 223 例糖尿病患者

2016 年，CDT [5] ➤ ○ **EUROPA PREAMI**
78 761 例不伴心力衰竭的冠心病患者

2016 年，JRAAS [6] ➤ ○ **ADVANCE PERSUADE**
2177 ~ 61 264 例糖尿病和肾脏病患者

2017 年，EJPC [7] ➤ ○ **EUROPA**
73 761 例高血压患者

2018 年, Medicine [8] ➤ ○ **ADVANCE HYVET**
47 008 例高血压合并糖尿病患者

2018 年

1. Laura C. van Vark1, Michel Bertrand, K. Martijn Akkerhuis, et al. Angiotensin-converting enzyme inhibitors reduce mortality in hypertension: a meta-analysis of randomized clinical trials of renin-angiotensin-aldosterone system inhibitors involving 158 998 patients. European Heart Journal, 2012, 33: 2088-2097.

2. Savarese G, Costanzo P, Cleland J G F, et al. A Meta-Analysis Reporting Effects of Angiotensin-Converting Enzyme Inhibitors and Angiotensin Receptor Blockers in Patients Without Heart Failure. Journal of the American College of Cardiology, 2013, 61(2): 131-142.

3. Ong H T, Ong L M, Ho J J. Angiotensin-Converting Enzyme Inhibitors (ACEIs) and Angiotensin-Receptor Blockers (ARBs) in Patients at High Risk of Cardiovascular Events: A Meta-Analysis of 10 Randomised Placebo-Controlled Trials. ISRN Cardiology, 2013, 2013: 1-8.

4. Cheng J, Zhang W, Zhang X, et al. Effect of Angiotensin-Converting Enzyme Inhibitors and Angiotensin Ⅱ Receptor Blockers on All-Cause Mortality, Cardiovascular Deaths, and Cardiovascular Events in Patients With Diabetes

Mellitus: A Meta-analysis. Jama Internal Medicine, 2014, 174(5): 773-785.

5. Hoang V, Alam M, Addison D, et al. Efficacy of Angiotensin-Converting Enzyme Inhibitors and Angiotensin-Receptor Blockers in Coronary Artery Disease without Heart Failure in the Modern Statin Era: a Meta-Analysis of Randomized-Controlled Trials. Cardiovascular Drugs & Therapy, 2016, 30(2): 189-198.

6. Goldstein B, Speth R C, Trivedi M. Renin-angiotensin system gene expression and neurodegenerative diseases. Journal of Renin-Angiotensin-Aldosterone System, 2016, 17(3): 1-8.

7. Salvador GL, Marmentini VM, Cosmo WR, et al. Angiotensin-converting enzyme inhibitors reduce mortality compared to angiotensin receptor blockers: Systematic review and meta-analysis.Eur J Prev Cardiol, 2017, 24(18): 1914-1924.

8. Lv X, Zhang Y, Niu Y, et al. Comparison of angiotensin-converting enzyme inhibitors and angiotensin Ⅱ receptor blockers on cardiovascular outcomes in hypertensive patients with type 2 diabetes mellitus:A PRISMA-compliant systematic review and meta-analysis. Medicine, 2018, 97(15): e0256.

新近 3 篇大型荟萃分析一致显示：ACEI 在延缓肾脏病进展的同时显著降低全因死亡风险

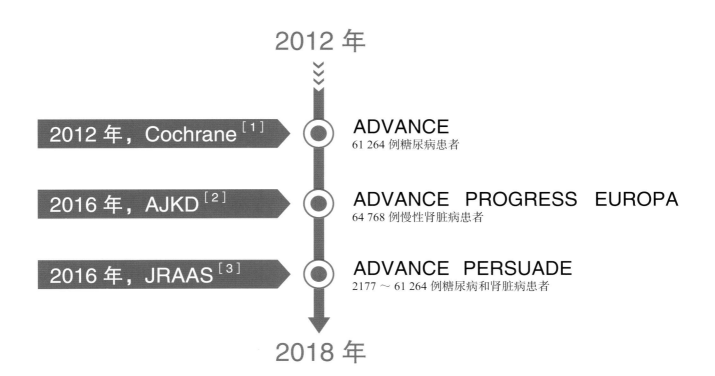

1. Lv J, Perkovic V, Foote CV, et al. Antihypertensive agents for preventing diabetic kidney disease. Cochrane database of systematic reviews (Online), 2012, 12(12): CD004136.
2. Xie X, Liu Y, Perkovic V, et al. Renin-Angiotensin System Inhibitors and Kidney and Cardiovascular Outcomes in Patients With CKD: A Bayesian Network Meta-analysis of Randomized Clinical Trials. American Journal of Kidney Diseases, 2016, 67(5): 728-741.
3. Goldstein B, Speth R C, Trivedi M. Renin-angiotensin system gene expression and neurodegenerative diseases. Journal of Renin-Angiotensin-Aldosterone System, 2016, 17(3): 1-8.